**Cécile Rénard**

**Reconstitution lymphocytaire post allogreffe de CSH**

Cécile Rénard

# Reconstitution lymphocytaire post allogreffe de CSH

## Comparaison entre allogreffe de moelle osseuse ou de sang placentaire non apparentée chez l'enfant

**Presses Académiques Francophones**

**Impressum / Mentions légales**
Bibliografische Information der Deutschen Nationalbibliothek: Die Deutsche Nationalbibliothek verzeichnet diese Publikation in der Deutschen Nationalbibliografie; detaillierte bibliografische Daten sind im Internet über http://dnb.d-nb.de abrufbar.
Alle in diesem Buch genannten Marken und Produktnamen unterliegen warenzeichen-, marken- oder patentrechtlichem Schutz bzw. sind Warenzeichen oder eingetragene Warenzeichen der jeweiligen Inhaber. Die Wiedergabe von Marken, Produktnamen, Gebrauchsnamen, Handelsnamen, Warenbezeichnungen u.s.w. in diesem Werk berechtigt auch ohne besondere Kennzeichnung nicht zu der Annahme, dass solche Namen im Sinne der Warenzeichen- und Markenschutzgesetzgebung als frei zu betrachten wären und daher von jedermann benutzt werden dürften.

Information bibliographique publiée par la Deutsche Nationalbibliothek: La Deutsche Nationalbibliothek inscrit cette publication à la Deutsche Nationalbibliografie; des données bibliographiques détaillées sont disponibles sur internet à l'adresse http://dnb.d-nb.de.
Toutes marques et noms de produits mentionnés dans ce livre demeurent sous la protection des marques, des marques déposées et des brevets, et sont des marques ou des marques déposées de leurs détenteurs respectifs. L'utilisation des marques, noms de produits, noms communs, noms commerciaux, descriptions de produits, etc, même sans qu'ils soient mentionnés de façon particulière dans ce livre ne signifie en aucune façon que ces noms peuvent être utilisés sans restriction à l'égard de la législation pour la protection des marques et des marques déposées et pourraient donc être utilisés par quiconque.

Coverbild / Photo de couverture: www.ingimage.com

Verlag / Editeur:
Presses Académiques Francophones
ist ein Imprint der / est une marque déposée de
OmniScriptum GmbH & Co. KG
Heinrich-Böcking-Str. 6-8, 66121 Saarbrücken, Deutschland / Allemagne
Email: info@presses-academiques.com

Herstellung: siehe letzte Seite /
Impression: voir la dernière page
ISBN: 978-3-8416-3538-9

Zugl. / Agréé par: Lyon, Université Claude Bernard, 2010

# TABLE DES MATIERES

# INTRODUCTION

La greffe de cellules souches hématopoïétiques (CSH) est actuellement le traitement curatif de choix pour traiter les hémopathies malignes de mauvais pronostic ou en rechute, les aplasies médullaires, certaines maladies héréditaires du métabolisme ou de l'immunité, des hémoglobinopathies... Ainsi plus de 8000 greffes de CSH sont réalisées chaque année dans le monde. Mais la morbidité et la mortalité de ces greffes restent importantes surtout si le donneur est non apparenté ce qui nécessite une immunosuppression plus lourde. Or 30% des malades ayant besoin d'une greffe de CSH n'ont pas de donneur de moelle osseuse ou de cellules souches périphériques apparenté géno-identique ; il faut alors recourir à un donneur non apparenté ayant la meilleure compatibilité du système Human Leucocyte Antigen (HLA) possible, ce qui peut être difficile à trouver. Depuis 20 ans, une autre source de CSH est utilisée : le sang de cordon ombilical, également appelé sang placentaire. Il y a moins d'exigence en ce qui concerne la compatibilité HLA ce qui permet de trouver un cordon plus rapidement. De plus, les particularités immunologiques des lymphocytes de sang placentaire permettent une réduction du nombre de GVH ; mais ces lymphocytes naïfs et en moindre quantité que dans un greffon de cellules souches hématopoïétiques pourraient exposer le receveur à une mauvaise reconstitution immunitaire et à des risques infectieux augmentés.

Il est important de savoir si les greffes de sang placentaire (GSP) permettent d'obtenir une guérison et une reconstitution immunitaire (RI) équivalente par rapport aux greffes de moelle osseuse (GMO), et s'il n'y a pas plus de complications.

Plusieurs études comparant le devenir des patients ayant bénéficié d'une GSP par rapport aux GMO sont encourageantes mais il n'y a pas d'étude publiée comparant la reconstitution immunitaire cellulaire de ces deux sources de CSH pour des greffes non apparentées.

L'objectif principal de notre travail consiste à comparer la RI des patients ayant bénéficié d'une GMO ou d'une GSP non apparentées en pédiatrie à l'aide du suivi de la reconstitution des sous-populations lymphocytaires par immunophénotypages lymphocytaires.

Les objectifs secondaires concernent l'étude des facteurs pouvant influencer la RI.

Dans un premier temps nous allons présenter les principes des GMO et des GSP ainsi que leurs principales complications, en nous appuyant sur une revue de la littérature ; nous étudierons la RI de ces deux types de greffes d'après les études déjà publiées sur le sujet. Dans un second temps, nous présenterons notre travail : c'est une étude rétrospective sur 10 ans portant sur la RI de 226 enfants ayant reçu une GMO ou une GSP non apparentées à Lyon ou Marseille pour des pathologies malignes ou non.

# REVUE DE LA LITTERATURE

## I. GREFFE DE MOELLE OSSEUSE (GMO)

### 1) Définition

La greffe de moelle osseuse allogénique est le traitement de choix pour de nombreuses maladies hématologiques. Cette thérapie nécessite l'élimination aussi complète que possible du système immunitaire du patient pour le remplacer en principe définitivement par une moelle saine d'un donneur. Ce remplacement est possible grâce à la reconstitution de la moelle osseuse du patient par celle du donneur qui contient les cellules souches et tous les progéniteurs des différentes lignées des cellules sanguines.

### 2) Historique

Les irradiations nucléaires du milieu du XXème siècle furent à l'origine du développement de la greffe de moelle osseuse pour traiter les aplasies médullaires. C'est seulement au début des années 1970 suite à la découverte du système HLA par Jean Dausset, que les premières greffes réussies apparentées puis non apparentées sont décrites.

**Le Complexe majeur d'Histocompatibilité (CMH) :**

Le Complexe majeur d'Histocompatibilité (CMH) appelé HLA chez l'homme, situé sur le bras court du chromosome 6, est le complexe génétique le plus polymorphe connu. Il est codominant et comporte de nombreux loci (polygénie) exprimant pour la plupart de nombreux allèles (poly-allélisme) ce qui aboutit à une grande diversité au niveau de la population générale, avec tout de même des déséquilibres de liaisons au sein d'une population. Les produits de ces gènes sont les antigènes du CMH, molécules très polymorphes exprimées à la surface cellulaire et impliquées dans les réactions de rejet et de réaction du greffon contre l'hôte (GVH).

La principale fonction des molécules du système HLA est de présenter des peptides issus de la dégradation de protéines endogènes ou exogènes aux cellules T. C'est le complexe peptide antigénique/molécule HLA qui est reconnu par le récepteur des cellules T (TCR) et qui définit le phénomène de restriction allogénique décrit par Zinkernagel et Doherty, prix

Nobel de Médecine en 1996 (1). Les molécules HLA sont responsables de l'activation des lymphocytes T spécifiques par le biais de cette interaction.

Il existe deux classes majeures de molécules du CMH : les molécules du CMH de classe I qui se lient aux molécules CD8 et les molécules du CMH de classe II qui interagissent avec la molécule CD4 du lymphocyte T. Les molécules de classe I et de classe II sont des glycoprotéines membranaires étroitement apparentées par leur structure et leur fonction et qui appartiennent à la super famille des immunoglobulines.

Les molécules HLA de classe I sont présentes sur toutes les cellules nucléées, alors que les molécules de classe II sont principalement exprimées sur les cellules présentatrices d'antigènes professionnelles, comme les cellules dendritiques, les macrophages et les lymphocytes B.

D'une manière générale, les molécules HLA de classe I présentent des peptides endogènes de la cellule présents dans le cytoplasme, alors que les peptides présentés par les molécules HLA de classe II dérivent de la voie exogène de présentation via les vésicules d'endocytoses.

## 3) Les caractéristiques de la greffe et leurs conséquences sur la reconstitution immunitaire

### a) Sélection du donneur et du greffon

La compatibilité donneur /receveur est établie par rapport à certains antigènes du CMH. Pour la greffe de moelle osseuse, la compatibilité est établie sur 10 antigènes : 6 sont des antigènes du CMH de classe I (HLA-A, B et C, chacun représentés par deux allèles), et 4 antigènes du CMH de classe II (HLA DR et DQ). Pour un donneur non apparenté, la compatibilité HLA est établie en haute résolution par biologie moléculaire en déterminant l'identité allélique des antigènes A, B, C, DR et DQ.

On choisira en premier un donneur familial géno-identique. Mais seuls 25 à 30% des patients ayant besoin d'une greffe de moelle osseuse ont un frère ou une sœur HLA compatible (2, 3). Il faut alors recourir à un donneur non apparenté du fichier des donneurs volontaires. Un donneur HLA compatible 10/10 sera privilégié ; en l'absence de donneur compatible, un donneur ayant 1, 2 ou 3 mismatch peut-être choisi. Moins le donneur est compatible, plus il y a de risques de complications.

Après la compatibilité HLA, d'autres critères interviennent dans la sélection du donneur. Un donneur masculin est préféré à un donneur féminin surtout si il y a eu une grossesse antérieure, en raison du moindre risque de GVH. Les infections antérieures à CMV et à EBV chez le donneur sont à éviter chez un receveur CMV et EBV négatif.

### b) Conditionnement

Le conditionnement est le traitement à base de chimiothérapie et/ou d'irradiation précédant la greffe qui a pour but de détruire la moelle osseuse du malade et si possible éradiquer le clone malin en cas d'hémopathie maligne.

Le conditionnement est en général myéloablatif, incluant du busulfan ou une irradiation corporelle totale (TBI= Total Body Irradiation), mais peut être parfois atténué (Fludarabine, cyclophosphamide) pour les greffes de déficits immunitaires, ou de maladie entraînant des anomalies de réparation de l'ADN (maladie de Fanconi par exemple) ou encore si un conditionnement myéloablatif risque d'être mal toléré.

### c) Réalisation de la greffe

Le prélèvement de moelle osseuse est réalisé dans la crête iliaque sous anesthésie générale et comporte peu de risques. Le but est d'obtenir environ $3.10^8$ cellules nucléées totales par kilogramme (CNT/kg) de poids du receveur. Dans certains cas, le greffon peut subir différents traitements tels que la déplétion érythrocytaire en cas d'incompatibilité ABO ou la déplétion en lymphocytes T pour certaines greffes à risque accru de réaction de GVH. La moelle est ensuite transfusée au receveur à l'issue du conditionnement.

## II. GREFFE DE SANG PLACENTAIRE (GSP)

### 1) Définition

Le sang placentaire est une source alternative de cellules souches hématopoïétiques. Il est recueilli à partir du cordon ombilical et de la face fœtale du placenta à la naissance après la délivrance et est alors congelé.

### 2) Historique

La première greffe de sang placentaire fut réalisée en 1989 par E. Gluckman à Paris à partir d'un donneur apparenté (4). Des greffes de sang placentaires non apparentées sont ensuite rapportées dès 1993 par l'équipe américaine de J. Kurtzberg et P. Rubinstein (5). Cette technique nécessite que les maternités soient formées et équipées pour récupérer le sang placentaire. Actuellement en France de plus en plus de centres (5 à ce jour) sont aptes à récolter le sang placentaire.

## 3) Principes

### a) Sélection du donneur

Pour la greffe de sang placentaire la compatibilité est établie sur 6 antigènes du CMH : HLA-A et B, et HLA DR. Les antigènes A et B sont déterminés par leur identité antigénique en basse résolution alors que DRB1 est typé en haute résolution.

### b) Conditionnement

Le conditionnement avant une GSP est basé sur les mêmes principes que les conditionnements de GMO, et peut être myéloablatif ou non en fonction de la maladie et du risque de mauvaise tolérance.

### c) Réalisation de la greffe

Une étape importante de la greffe de sang placentaire est la décongélation, au cours de laquelle il faut éviter de perdre des cellules.

Il est conseillé d'injecter au minimum $0,3.10^8$ CNT/kg. Il a été montré qu'une dose plus élevée de CNT dans le greffon compenserait l'effet nocif des mismatch 4/6 (6).

## 4) Disponibilité

Alors qu'en moyenne il faut 2 à 4 mois pour trouver un donneur de moelle osseuse dans le fichier, 2 semaines peuvent suffire pour une greffe de sang placentaire. Des études ont montré qu'il faut un mois de plus pour trouver un donneur de moelle compatible par rapport à un cordon (7, 8). De plus, la majorité des donneurs inscrits sur le fichier des greffes de moelles osseuses sont de type caucasien, ce qui rend difficile l'identification d'un donneur pour un patient non caucasien. Entre 30 et 40% des patients ne trouvent pas de donneurs inscrits dans les fichiers (9). Le sang placentaire recueilli en maternité permet de constituer un panel plus large de groupes ethniques ; l'innocuité du don de sang placentaire est également un avantage par rapport au don de moelle osseuse.

L'immaturité immunologique des lymphocytes de sang placentaire permet d'être moins exigent envers la compatibilité HLA donneur/receveur.

### 5) Propriétés immunologiques des lymphocytes de sang placentaire

Les lymphocytes présents dans le sang placentaire ont des propriétés immunologiques particulières et induisent moins de GVH. Ceci peut être en partie dû au fait que le nombre de lymphocytes dans le greffon est 10 fois moins important que pour une greffe de moelle osseuse, mais également à l'immaturité des cellules du cordon qui reconnaissent mal et répondent moins bien aux antigènes du receveur.

Ces lymphocytes T et B de sang placentaire sont naïfs et expriment peu de marqueurs d'activation. Des études ont montré que ces lymphocytes produisent moins de cytokines, ont une mauvaise fonction cytotoxique, ainsi qu'une expression altérée des toll-like récepteurs et des molécules d'adhésions. Ils ont également une réponse faible aux stitmuli allogéniques en culture mixte lymphocytaire (10).

Les lymphocytes T régulateurs du cordon ont un potentiel suppresseur plus fort que ceux de la moelle du fait des interactions immunitaires materno-fœtales pendant la grossesse, et pourraient inhiber les réponses des cellules effectrices (11).

Tout ceci leur procure une tolérance immunologique vis-à-vis des antigènes du receveur mais la réaction des cellules du sang placentaire est également moins efficace vis-à-vis des infections, et il y aurait plus d'infections dans ce type de greffe (12).

Contrairement aux cellules T, les cellules Natural Killer (NK) du cordon ont une fonction mature avec une activité lytique comparable voir meilleure que les NK dérivées de la moelle osseuse (13). Parmi les lymphocytes du sang de cordon, ce sont les NK qui sont préférentiellement activés plutôt que les lymphocytes T en réponse aux infections virales et aux stimuli allogéniques (14).

Malgré ces propriétés, l'effet du greffon contre la leucémie (GVL) est maintenu et il n'y a pas plus de rechutes d'après plusieurs études (2, 6). Il a été montré qu'une bonne reconstitution immunitaire déterminée par la présence d'une réaction cellulaire aux virus du groupe herpès, est associée à une diminution du nombre de rechute (15).

Donc, bien qu'il y ait moins de GVH dans les greffes de sang placentaire, les lymphocytes sont capables de développer une immunité suffisante contre les cellules leucémiques et les virus (12, 16).

Contrairement aux greffes de moelle osseuse, le sang de cordon est en général non infecté par les virus du groupe herpès (cytomégalovirus (CMV) et Epstein-Barr Virus (EBV)) qui posent des problèmes de réactivation.

Les cellules de sang placentaire ont des capacités prolifératives meilleures que les cellules de moelle osseuse (production de facteurs de croissance, télomères plus long, cycle cellulaire plus rapide…) ce qui compense le nombre 10 fois plus faible de cellules injectées (17).

De plus, dans le sang placentaire, une cellule CD34 sur 500 est un progéniteur des cellules T, ce qui est 5 fois plus que dans la moelle osseuse (18).

Il y a tout de même dans la littérature des données faisant état d'un retard à la reconstitution hématologique et immunitaire dans les greffes de sang placentaire (2, 12).


# III. INDICATIONS DES GREFFES DE MOELLE OSSEUSE OU DE SANG PLACENTAIRE

Les greffes peuvent être réalisées pour une hémopathie maligne (80% des cas) ou pour d'autres maladies plus rares.

## 1) Indications dans les hémopathies malignes

-Leucémie Aigue Lymphoblastique (LAL) de l'enfant

Les LAL représentent 80% des leucémies aigues de l'enfant ; 85% sont des LAL atteignant la lignée B. Dans ces leucémies de bon pronostic puisque plus de 80 % des enfants guérissent avec une chimiothérapie seule, la greffe est réservée aux LAL ayant des facteurs de mauvais pronostic (mauvaise réponse précoce à la chimiothérapie, définie par l'étude de la maladie résiduelle, anomalies cytogénétiques de pronostic péjoratif : hypodiploïdie profonde, chromosome Philadelphie)…) ou en cas de rechute (19).

-Leucémie Aigue Myéloblastique (LAM)

Les LAM de l'enfant sont plus rares (20% des leucémies aigues de l'enfant) et de moins bon pronostic puisque 50 à 60 % des enfants guérissent sans rechute. La greffe de cellules souches hématopoïétiques (CSH) est indiquée en première intention en fonction des caractéristiques de la maladie et si il y a un donneur géno-identique, ou après rechute (20).

-Leucémie Myélomonocytaire juvénile (LMMJ)

C'est une hémopathie classée dans les syndromes myéloprolifératifs / myélodysplasiques du jeune enfant (âge médian de 2 ans). Le seul traitement curatif est la greffe de moelle osseuse (21).

-Leucémie myéloïde chronique (LMC), à discuter en fonction des résultats obtenus avec les inhibiteurs de tyrosine kinase.

-Lymphome malin non hodgkinien (LMNH), dans de rares cas où le lymphome est réfractaire aux chimiothérapies habituelles.

### 2) Autres indications

-Déficits immunitaires combinés sévères ou autres pathologies avec dysimmunité ou neutropénie (Wiskott Aldrich, Kostman…)

-Aplasies médullaires et myélodysplasies

-Maladie de Fanconi

-Hémoglobinopathies

-Maladies métaboliques et notamment les mucopolysaccharidoses.

# IV. COMPLICATIONS DES GREFFES DE MOELLE OSSEUSE ET DE SANG PLACENTAIRE

Les complications des greffes de cordon et des greffes de moelle osseuse non apparentées sont les mêmes, mais certaines sont plus fréquentes que d'autres pour chaque type de greffe.

### 1) La réaction du greffon contre l'hôte : GVH

La GVH résulte de l'attaque des tissus du receveur par les lymphocytes T du donneur. Lorsque les antigènes du CMH diffèrent entre donneur et receveur, il peut y avoir une réaction des lymphocytes T immunocompétents du greffon contre les tissus du receveur qui sont incapables de les rejeter. Elle est d'autant plus fréquente et grave qu'il y a incompatibilité HLA, mais elle peut porter également sur les antigènes mineurs d'histocompatibilité.

La GVH est à prendre en compte dans l'étude de la reconstitution immunitaire puisqu'elle la modifie (22).

-la GVH aiguë (GVHa)

Elle survient dans les 100 premiers jours qui suivent la greffe. Cliniquement, elle peut atteindre principalement la peau, le tube digestif et le foie. Elle est classée en fonction de sa gravité en 4 stades (cf annexe).

-la GVH chronique (GVHc)

Elle apparaît au moins 100 jours après la greffe, et peut-être précédée ou non d'une GVH aiguë. C'est une atteinte multiviscérale (peau, muqueuses, foie, tube digestif, poumon…) avec une symptomatologie de maladie auto-immune.

-prophylaxie

La prophylaxie de la GVH est systématiquement réalisée. Elle repose tout d'abord sur le choix d'un donneur le plus compatible possible. Des médicaments immunosuppresseurs sont administrés autour de la greffe : méthotrexate pour les GMO (actuellement peu utilisé en pédiatrie), ciclosporine, sérum anti-lymphocytaire, prednisolone pour les GSP.

Une GVH aiguë peu sévère peut être souhaitée dans le cas d'hémopathies malignes pour obtenir un effet antileucémique (effet greffon versus leucémie (GVL)).

**Fréquence de la GVH dans les GMO et dans les GSP:**

Grâce aux propriétés immunologiques des lymphocytes naïfs de sang placentaire, il y a moins de GVH par rapport aux greffes de moelle osseuse. Ceci a été vérifié dans de nombreuses études tout d'abord pour les GSP apparentées (23, 24), puis pour les GSP non apparentées. L'incidence de la GVH aiguë $\geq$ II dans les GSP non apparentées varie de 33 à 40 % selon les études alors qu'elle est entre 50 et 60% pour les GMO ; la GVH chronique varie de 9 à 28% dans les GSP alors qu'elle est à environ 40% dans les GMO (6, 25-28).

Une méta-analyse reprenant les études comparant GMO et GSP ne trouve pas de différence de fréquence pour les GVH aiguës bien qu'elles soient moins graves pour les GSP, mais observe moins de GVH chronique dans les GSP (9% contre 40% pour les GMO) (25).

D'après Weinberg et al, la GVH est le facteur le plus péjoratif pour la reconstitution immunitaire thymique (étudiée grâce à la mesure des émigrants récents de thymus par les T – cell Receptor Exscision Circles (TREC)). En effet, il a été montré sur des modèles murins que la GVH entraîne une dysplasie thymique avec involution du thymus et déplétion des thymocytes ce qui altère la reconstitution du pool de cellules T (29). Puisque les GSP

11

entraînent moins de GVH, ce pourrait être un avantage pour la reconstitution immunitaire par rapport aux greffes de moelle osseuse.

## 2) Infections

Suite à une greffe de moelle osseuse, le receveur est à haut risque d'infections graves jusqu'à ce que son système immunitaire soit à nouveau compétent. Tout d'abord en post greffe immédiat alors que le patient est neutropénique, les infections les plus fréquentes sont les infections bactériennes (Bacilles Gram négatifs, Staphylocoques) et fongiques (Candida et Aspergillus).Les infections et réactions virales surviennent ensuite alors que l'immunité cellulaire n'est pas encore reconstituée (30). Ces infections, principalement les réactivations à CMV et à EBV, interagissent avec la reconstitution immunitaire puisque leur traitement nécessite des immunosuppresseurs et/ou des médicaments antiviraux ayant une toxicité sur la moelle osseuse. De plus, le CMV a un effet immunosuppresseur direct puisqu'il bloque l'expression des molécules HLA de classe I et II et inhibe la présentation de l'antigène aux lymphocytes CD4 et CD8 ainsi que la fonction des NK (31).

La GVH (et ses traitements immunosuppresseurs) augmente le risque d'infections puisqu'elle retarde la reconstitution immunitaire.

**Fréquence des infections opportunistes (IO) dans les greffes de moelle osseuse et dans les greffes de cordon :**

La GSP est responsable d'un retard à la sortie d'aplasie, de la présence de lymphocytes naïfs et d'un faible nombre de progéniteurs. Mais elle entraîne moins de GVH qui est une cause majeure de mauvaise reconstitution immunitaire. Dans la littérature, en général, les GSP sont responsables de plus d'infections que les GMO. Pour plusieurs auteurs, la première cause de décès dans les GSP sont les infections comprenant les pneumopathies interstitielles (52 % des décès dans les GSP contre 36% des décès des GMO), alors que les principales causes de décès dans les GMO sont la GVH et les défaillances d'organes (6, 23, 28). un tiers des décès après GSP seraient liés à des infections d'après une revue de la littérature(32).

Un travail étudiant l'impact de la source des cellules greffées sur la survenue d'infections sévères, ne trouve pas de différence significative entre les GMO et les GSP (33). Une autre étude comparant le taux d'infections sévères à J 100 et à 3 ans post GSP ou greffe de CSH ( incluant les GMO et les greffe de cellules souches périphériques (CSP)), trouve une incidence plus élevée d'infections bactériennes sévères à J 100 uniquement pour les GSP ce qui s'explique par le retard à la sortie d'aplasie, mais la mortalité liée aux infections est comparable dans les deux types de greffes à court et moyen terme (34).

## 3) Rechute

Dans la greffe de CSH pour une hémopathie maligne, une GVH modérée peut être souhaitée pour son effet GVL; les cellules du donneur particulièrement les lymphocytes NK reconnaissent les cellules malignes et les détruisent. Dans les GSP, bien qu'il y ait moins de GVH, l'effet GVL est conservé car il y a des précurseurs des cellules T et des cellules NK (12, 35). Il a été montré qu'un effet GVL est possible en l'absence de GVH (36).

Dans la littérature, il y a soit aucune différence soit une diminution en faveur des GSP (25) en ce qui concerne le taux de rechute entre les GSP et les GMO. L'étude de Rocha et al. comparant les GSP et les GMO de donneurs non apparentés pour leucémie aiguë (LA) montre un taux de rechute à 2 ans de 38% pour les GSP et de 39% pour les GMO (27). Eapen et al. compare les GSP et les GMO pour LA en fonction du nombre de mismatch pour chaque groupe, et obtient 34% de rechute à 5 ans pour les GMO, alors qu'il n'y a que 23% de rechute dans le groupe GSP ; en fait la diminution du nombre de rechutes dans les GSP est due principalement au groupe ayant au moins 2 mismatchs, ce que les auteurs expliquent par une augmentation de l'effet GVL (6).

## 4) Prise de greffe

L'échec de la greffe est défini par l'absence de reconstitution hématologique ou la nécessité d'une deuxième greffe ou une reconstitution autologue.

La prise de greffe est évaluée par le chimérisme. Des techniques de biologie moléculaire basées sur la détection des polymorphismes de taille ou de séquence d'ADN, permettent d'évaluer la proportion de cellules sanguines appartenant au donneur ou au receveur. En cas de maladie hématologique non maligne ou de maladie métabolique, on peut accepter un chimérisme mixte c'est-à-dire que des cellules du donneur et du receveur cohabitent. Lorsque la greffe n'a pas pris et qu'il y a moins de 5 à 10% de cellules du donneur, on parle de reconstitution autologue.

**Comparaison de la prise de greffe dans les GMO et les GSP :**

La sortie d'aplasie est en moyenne plus longue dans les GSP que dans les GMO, dans les greffes pédiatriques non apparentées. Dans la littérature, la sortie d'aplasie des GSP avec un nombre de PNN> 0.5 x $10^9$/L plus de 3 jours varie entre 22 et 32 jours (moyenne 27.5 jours), alors qu'elle varie de 17 à 23 jours (moyenne 19 jours) pour les GMO. Pour les plaquettes, elles atteignent un taux > 50 x $10^9$/L en 79 jours en moyenne dans les GSP. Le taux de plaquettes > 20 x $10^9$/L est atteint en moyenne en 65 jours dans les GSP et en 28 jours dans les GMO pédiatriques non apparentées (6, 17, 25, 27, 28, 30, 33, 37-39). Pour de nombreux auteurs, la prise de greffe dans les GSP est corrélée au nombre de CNT/kg injectées >3.7 x $10^7$ et à la compatibilité HLA (6, 16, 17, 26).

**Chimérisme dans les GMO et les GSP**

Le pourcentage de greffes ayant un chimérisme 100% donneur paraît être équivalent dans les 2 types de greffes (39).

Dans une série de 110 GSP pédiatriques rapportée par Chan et al., 83% des enfants ont une prise de greffe avec les cellules du donneur ; 9% ont un chimérisme mixte à J28 (5-95% de cellules du donneur), et 6% ont <5% de cellules du donneur. La moitié des patients ayant un chimérisme mixte évolue vers un échec de la greffe et nécessite une deuxième GSP ; tous les enfants ayant moins de 5% de cellules du donneur ont besoin d'une 2ème greffe. Au total 2.7% des enfants ont une reconstitution autologue (40).

## 5) Survie

Les études ayant comparé la survie globale et/ou la survie sans rechute (DFS = disease free survival) ne trouvent pas de différence significative entre les GSP et les GMO (23, 25).

Dans l'étude de Eapen comparant les GSP et les GMO, le nombre de CNT injectées et le nombre de mismatchs HLA dans le sang placentaire ont un impact sur la DFS à 5 ans. Il y a 37% de DFS à 5ans pour le groupe GMO, 33% pour le groupe GSP ayant au moins 2 mismatch, et 60% de DFS pour les GSP sans mismatch (6).

**Treatment Related Mortality : TRM**

La TRM concerne la mortalité liée aux complications de la greffe (GVH, infections, toxicité).

Dans la littérature, la TRM est en général supérieure dans les GSP par rapport aux GMO (2, 6, 27). La TRM à 100 jours dans les GSP est évaluée à 39% alors qu'elle n'est qu'à 19% pour les GMO dans une étude du groupe Eurocord de 2001 comparant les GSP et les GMO non apparentées chez l'enfant atteint de leucémie aigue (27). La TRM est d'autant plus importante que la dose de cellules CD34 injectées est faible (29% si > $1.7.10^5$ CD34/kg contre 68%si la dose est inférieure), et que le nombre de mismatch est ≥2 (6, 41).

En conclusion, d'après la littérature, les greffes de cordon entraînent un retard à la sortie d'aplasie dans toutes les études comparant GSP et GMO, sont suivies de plus d'infections opportunistes pour certains auteurs, et sont responsables d'un taux plus élevé de TRM. Par contre, les GSP causent moins de GVH aigue et chronique ; la survie et le nombre de rechute sont équivalents pour ces deux types de greffe.

# V. RECONSTITUTION IMMUNITAIRE

Le conditionnement pré-greffe réalisé avec de la chimiothérapie plus ou moins de la radiothérapie entraîne la destruction complète de la moelle osseuse. Alors que la reconstitution de l'immunité innée (polynucléaires, complément,...) a lieu rapidement au cours du premier mois, la récupération d'une immunité adaptative avec des lymphocytes T et B fonctionnels est beaucoup plus longue. Les premiers lymphocytes T circulants chez le receveur sont issus de l'expansion périphérique des lymphocytes T matures du donneur, et représentent la voie indépendante du thymus. Ces cellules T ont un répertoire de TCR très restreint. Un deuxième pool de cellules T émerge plus tard, issu des progéniteurs lymphocytaires ayant subi la thymopoïèse. Cette voie dépendante du thymus est la seule capable de produire un répertoire de TCR diversifié et durable (13, 18).

La reconstitution immunitaire (RI) de la lignée lymphoïde dans les GMO non apparentée ou les GSP non apparentées en pédiatrie ont été étudiées séparément dans la littérature. Il y a peu d'études publiées comparant la reconstitution immunitaire entre ces deux types de greffes (42).

Une revue de la littérature sur la RI des GMO non apparentées pédiatriques nous permet de comparer nos résultats aux résultats des auteurs suivants : Kook, 1996, qui étudie des greffes pédiatriques T déplétées non apparentées ou apparentées avec au moins un mismatch (22), Fujimaki en 2001 qui étudie des greffes géno ou phéno-identiques chez l'adulte (43), Koehl en 2007 qui rapporte des greffes pédiatriques géno et phéno-identiques (44) et de Vries qui étudie des greffes pédiatriques géno et phéno identiques (45).

Pour les greffes de cordon, nous nous baserons sur 6 études étudiant la reconstitution immunitaire des GSP non apparentées en pédiatrie : Thomson et al. en 2000 (28), Giraud et al. en 2000 (46), Niehues en 2001 (47), Parkman et al.en 2006 (37), Szabolcs et al. en 2008 (13) et Moretta et al. en 2001(42).

### 1) Cellules NK

Les cellules NK sont CD3- CD16+ CD56+ en immunophénotypage. Ce sont les cellules naturelles tueuses capables de tuer des cellules étrangères, cancéreuses ou infectées, sans activation ni immunisation préalable, par mécanismes cytolytiques.

Précocement après greffe, les NK sont plutôt CD56+CD16- et produisent plus d'INFγ mais sont moins cytotoxiques que les NK chez l'individu sain (48).

D'après la littérature, dans les deux types de greffes, les cellules NK sont les premières à retrouver des valeurs normales dans les 3 mois qui suivent la greffe. Il n'y a pas de différence significative entre les GSP et GMO et l'activité cytotoxique est rapidement normalisée dans les deux types de greffes (42). Les seuils étudiés sont $100/mm^3$ et $250/mm^3$. Le pourcentage de NK parmi les lymphocytes est très élevé durant les premiers mois post-greffe et diminue ensuite pour se normaliser en 1 an. Les NK jouent un rôle important dans le contrôle de la maladie résiduelle et pour protéger du développement d'une GVH (44, 48).

### 2) Cellules CD3

Le marqueur CD3 représente une série de molécules membranaires associées au récepteur T. Les cellules CD3[+] représentent l'ensemble des cellules T matures, CD4[+] et CD8[+]. Dans la littérature, les cellules CD3 après GMO et GSP deviennent > $500/mm^3$ en 6 à 12 mois et > $1000/mm^3$ en 12 à 24 mois. Il n'y a pas de différence significative entre les 2 sources de CSH pour Moretta.

16

3) CD8

Les cellules T cytotoxiques sont la deuxième population à se reconstituer avec des valeurs >250/mm$^3$ en 3 à 10 mois pour les GMO et en 6 mois à 1 an pour les GSP. Pour Moretta, il n'y a pas de différence significative.

Giraud et al. ainsi que Thomson et al. notent un retard à la reconstitution des lymphocytesCD3$^+$CD8$^+$ dans les GSP par rapports aux autres types sources de cellules souches hématopoïétique, ce qu'ils expliquent par les propriétés immunologiques des cellules du cordon. Ces cellules CD8$^+$ immatures ne seraient pas capables de reconstituer rapidement le pool de lymphocytes CD8$^+$; de plus, il y a un déclin physiologique des lymphocytes T CD8$^+$ du cordon puisque le taux de CD4$^+$ et de CD8$^+$ du nouveau né est respectivement de 41 et 24%, puis il passe à 44 et 18% à l'âge de 1 an. Une étude de Koehl montre une association significative entre la survie et la reconstitution des CD8 à des taux supérieurs au 5$^{ème}$ percentile des valeurs normales pour l'âge.

La reconstitution correcte des cellules CD8$^+$ et NK serait associée pour Koehl à une diminution du nombre de rechute. Les patients CMV positifs auraient une meilleure reconstitution des cellules NK et CD8$^+$ (44, 49).

4) CD4

La reconstitution des cellules CD4 auxiliaires est plus longue puisque il faut 6 à 12 mois pour avoir plus de 200 CD4/mm$^3$ après GMO et GSP. Pour les GSP, le nombre de CD4>500/mm$^3$ est obtenu en 10 à 12 mois. Pour Moretta, à 2-3 mois post greffe, il n'y a pas de différence entre GSP et GMO puisque 4/12 enfants ayant reçu une GSP non-apparentée et 5/12 enfants ayant reçu une GMO non apparentée, ont > 200 CD4/mm$^3$. A 12-15 mois, le groupe GSP a en moyenne plus de lymphocytes CD4$^+$ (1045 pour 637).

Dans les GMO, précocement après greffe, il y a un pourcentage élevé de lymphocytes CD4$^+$ mémoires et un faible pourcentage de CD4$^+$ naïfs qui va augmenter progressivement (45). D'après l'étude de Moretta, le pourcentage de lymphocytes CD4$^+$ naïfs est plus élevé à 3 mois et 12 mois post greffe pour les GSP par rapport aux GMO, mais de façon non significative. Le pourcentage de lymphocytes CD4$^+$ mémoires à 3 mois est significativement plus élevé dans les GMO.

Le ratio CD4/CD8 reste inversé en moyenne 1 an et ce d'autant plus qu'il y a une infection à CMV ou une GVH (22, 48). C'est surtout le nombre de lymphocytes CD4$^+$ naïfs qui reste abaissé longtemps alors que les cellules CD4$^+$ mémoires se normalisent plus tôt (43).

## 5) CD19

Pour les GSP, les lymphocytes B sont reconstitués avec un nombre >200/mm$^3$ en 6 à 9 mois en moyenne. Dans les études sur les GMO, les délais sont beaucoup plus variés allant de 4 à 24 mois. L'étude de Moretta comparant la RI des GMO et des GSP trouve un nombre plus important de lymphocytes B dans les GSP (42). Ceci peut être expliqué par le nombre particulièrement élevé de progéniteurs des lymphocytes B dans le sang de cordon par rapport à la moelle osseuse, ces précurseurs ayant une meilleure capacité de reconstitution (47, 50). Dans les GSP, les IgM et IgA retrouvent des taux normaux en 6 mois et les IgG en 9 mois (46). Ceci est comparable dans les GMO et les GSP (42). La reconstitution du pool de lymphocytes B se fait de façon ontogénique mais plus lentement que chez le jeune enfant puisque les lymphocytes CD4$^+$ et les cellules dendritiques nécessaires au switch isotypique sont rares après greffe (48). La plupart des lymphocytes B sont naïfs et produisent des IgM puis des IgG et IgA. La réponse aux antigènes protidiques est reconstituée en 1 à 2 ans alors que la réponse aux antigènes polysaccharidiques (comme le Pneumo-23®) est beaucoup plus longue.

## 6) Fonction thymique évaluée par les TREC

Le compartiment des lymphocytes T est reconstitué tout d'abord par l'expansion périphérique des cellules T matures, puis par la voie ontogénique avec maturation des précurseurs dans le thymus. Le déficit de l'immunité cellulaire après greffe est long puisqu'il dure au moins 1 an , d'autant plus que la fonction thymique est altérée (âge, GVH) (48).

Les TRECs sont des marqueurs des lymphocytes T émigrants récents du thymus, et sont utilisés depuis une dizaine d'années pour évaluer la récupération de la fonction thymique après greffe de moelle osseuse. En effet, la reconstitution du pool de cellules T se fait à la fois par des mécanismes dépendants du thymus, et par des facteurs périphériques. La fonction thymique est d'autant mieux récupérée que le receveur est jeune et qu'il n'y a pas de GVH. Talvensaari et al. ont étudié la RI de façon qualitative à l'aide des TRECs et de la diversité du répertoire des TCR à deux ans post greffe pour des GMO et des GSP ; Les GSP ont un répertoire plus varié et des TRECs plus élevés à 2 ans, ce qui signifie qu'il y a une meilleure reconstitution de la fonction thymique dans les GSP (18).

### 7) Tests de fonctionnalité des lymphocytes

Après GMO, les tests de fonctionnalité des lymphocytes qui mesurent la réponse proliférative à une stimulation par un mitogène ou à un antigène, retrouvent des valeurs normales en 1 an environ chez l'adulte et en 6 à 9 mois chez l'enfant (en réponse à la phytohémagglutinine). Dans les GSP, ils se normalisent en 6 à 9 mois chez l'enfant (13, 28). Pour Moretta, les réponses prolifératives lymphocytaires sont comparables dans les GMO et les GSP (42).

D'après une étude de Parkman et al. la protection contre les infections est corrélée à l'efficacité de la fonction des lymphocytes T contre des antigènes spécifiques, et non avec la quantité de lymphocytes T. Ils évaluent donc la réponse proliférative des lymphocytes T envers les virus du groupe herpès. En présence de réponse positive, il y a une meilleure survie et moins de rechute dans leur cohorte. Il n'y a pas de corrélation entre l'immunophénotypage lymphocytaire et la présence d'une réponse spécifique aux antigènes (37).

En effet, les fonctions des lymphocytes T et B sont altérées pendant 12 à 18 mois après GMO chez l'adulte ; il y a une moins bonne réponse proliférative aux mitogènes et antigènes, les voies de signalisation des cellules T sont moins efficaces (MAP kinase) ainsi que la fonction cytotoxique des cellules T, alors que l'activité suppressive des T régulateurs est augmentée.

Par contre l'activité des cellules NK et l'ADCC (antibody dependant cellular cytotoxicity) est rapidement normalisée en 30 à 50 jours post greffe (51).

### 8) Facteurs influençant la reconstitution immunitaire

Les différents facteurs étudiés dans la littérature et pouvant influencer la RI sont : la GVH aigue ou chronique, la compatibilité HLA, le nombre de CNT/kg injectées, l'âge du receveur, et la présence d'une infection à CMV.

**a)greffe de moelle osseuse**

Pour la GMO, la plupart des études pédiatriques démontrent un lien significatif entre la GVH chronique et un retard à la reconstitution immunitaire, avec une diminution de la production de lymphocyte CD4 naïfs, une diminution des lymphocytes B et des NK (18, 22, 43, 52). En ce qui concerne l'influence de la GVH aiguë sur la RI, les résultats sont plus controversés. Kook et al. ainsi que Talvensaari et al. montrent un lien significatif entre la présence d'une GVH aigue et la diminution du nombre de lymphocytes T et B (18, 22).

En ce qui concerne la dose de CNT/kg injectée, Koehl montre que le nombre de lymphocytes est plus élevé à 1 et 2 mois si le greffon comporte plus de $3.10^8$ CNT/kg, mais cette différence ne persiste pas à plus long terme (44).

L'âge du receveur est inversement corrélé à la reconstitution lymphocytaire, particulièrement pour les lymphocytes T naïfs (rôle du thymus).

L'infection ou réactivation à CMV entraîne une augmentation plus rapide du nombre de CD3, CD4, CD 8 et NK, et une diminution du nombre de CD 20 (22, 45).

## b) greffe de sang placentaire

Dans les greffes de sang placentaire, les différents facteurs pouvant influencer la RI sont les mêmes que pour les GMO ; selon les études pédiatriques suivantes, ces mêmes facteurs peuvent avoir un lien significatif avec la RI, ou non.

Une étude pédiatrique de Parkman portant sur 117 GSP non apparentées, ne trouve pas d'association significative entre la cinétique de la reconstitution immunitaire et la GVH, la dose cellulaire injectée, l'âge du receveur. La seule association significative est entre le nombre de mismatch HLA et le nombre de lymphocytes CD4$^+$ à 3 mois qui sont d'autant plus bas qu'il y a de mismatchs (37).

Talvensaari montre un lien entre GVH aiguë ou chronique et RI (18).

Une étude de Thomson trouve un lien significatif entre le nombre de CNT/kg et la réponse au test de prolifération lymphocytaire en phytohémagglutinine (28).

Dans une étude de Niehues, les facteurs favorisant la reconstitution des cellules T sont : un donneur géno-identique, un nombre plus élevé de CNT/kg injectées, l'absence de GVH aigue, le statut CMV positif du receveur ; par contre l'âge du receveur n'influence pas la RI des cellules T (47).

En conclusion, les cellules NK sont les premières à se normaliser en moins de 3 mois quel que soit le type de greffe. Les cellules CD8$^+$ se reconstituent plus vite que les CD4$^+$ avec un ratio CD4/CD8 inversé pendant environ 1 an ; ceci est surtout vrai dans les GMO. Tous les enfants ont reconstitué leur pool de lymphocytes T (>5$^{ème}$ percentile) dans les 18 à 24 mois dans les GSP, ce qui est semblable voire même plus rapide que dans les GMO T déplétées (47).

Les lymphocytes B sont reconstitués en moyenne en 6 mois dans les greffes de cordon, ce qui s'expliquerait par un nombre élevé de précurseurs des cellules B dans le sang placentaire (50).

De plus les lymphocytes T et B dans les GSP paraissent fonctionnels (28).

D'après la littérature, il n'est donc pas évident que la reconstitution immunitaire des GSP soit retardée par rapport aux GMO, bien que les GSP contiennent 10 fois moins de cellules nucléées totales et que les lymphocytes soient naïfs.

# TRAVAIL PERSONNEL

## MATERIELS ET METHODES

### 1) Patients et caractéristiques de la greffe

Il s'agit d'une étude rétrospective multicentrique (2 centres). L'étude a inclus 226 enfants âgés de 1 mois à 24 ans et ayant bénéficié d'une greffe de moelle osseuse ou de sang placentaire de donneur unique non apparenté pour une pathologie maligne ou non, entre février 1997 et juin 2008, dans les services d'hématologie pédiatrique de Marseille (n=115) et de Lyon (n=111).

Les critères d'exclusions étaient : les greffes pour déficit immunitaire de l'immunité cellulaire, les greffes de cellules souches périphériques, les deuxièmes greffes, les greffes de cordons issus de plusieurs donneurs, les greffes géno- ou haplo-identiques. Les enfants n'étant pas en rémission au moment de la greffe étaient également exclus. Tous les autres enfants recevant une GMO ou une GSP non apparentée durant la période de l'étude dans les deux centres étaient inclus.

Les patients eurent un suivi moyen de 24 mois.

Les caractéristiques des patients et de la greffe sont présentées dans le tableau I ; l'âge médian à la greffe était plus jeune pour les GSP (5 ans) en comparaison avec les GMO (7 ans) (p=0.021). La sérologie CMV chez le receveur avant la transplantation était positive chez 36.6% des GSP et chez 25.4% des GMO (p=0.07). Le détail du nombre de cellules nucléées totales (CNT) et de cellules CD34$^+$ injectées dans les GSP et GMO est détaillé dans le tableau I.

La proportion de pathologies malignes et non malignes était équivalente dans les deux groupes avec respectivement 69.6% et 64% d'hémopathies malignes dans les GSP et les GMO. Le détail des maladies est présenté dans le tableau II.

Pour les GMO la compatibilité HLA était établie sur 10 antigènes en haute résolution par biologie moléculaire en déterminant l'identité allélique des antigènes A, B, C, DR et DQ. Pour la greffe de sang placentaire la compatibilité était établie sur 6 antigènes du CMH : HLA-A et B, et HLA DR. Les antigènes A et B étaient déterminés par leur identité antigénique en basse résolution alors que DRB1 est typé en haute résolution.

Les conditionnements étaient en majorité myéloablatifs (96.5% des GMO et 94.4% des GSP) avec soit une TBI (irradiation corporelle totale) soit du busulfan, associés selon les cas à du melphalan, du VP16, du cyclophosphamide ou de la cytosine arabinoside. Dans 5% des cas, le conditionnement était atténué, utilisant de la fludarabine associée à du cyclophosphamide ou du melphalan.

La prévention de la GVH était réalisée avec du sérum anti-lymphocytaire de lapin (Thymoglobuline®) et de la ciclosporine A pour tous, associés à du méthotrexate jusqu'en 2000 pour les GMO et du solumédrol pour les GSP.

Les doses de busulfan au cours du conditionnement et de ciclosporine A étaient adaptées individuellement aux paramètres pharmacocinétiques du patient (53).

Les cordons et les donneurs de moelle osseuse étaient recrutés grâce aux banques internationales de cordons et au fichier mondial des volontaires au don de moelle osseuse.

Une prévention des infections post-greffe était réalisée par l'administration systématique d'aciclovir, de cotrimoxazole et d'oracilline. Des substitutions d'immunoglobulines polyvalentes étaient données à la dose de 400 mg/kg/semaine jusqu'à ce que le dosage d'immunoglobulines G soit suffisant (> 6g/L d'Ig G).

**Tableau I** : Caractéristiques des patients et des greffes (valeurs en gras : p<0.05)

| | Total n=226 | GSP n=112 | GMO n=114 | valeur du p |
|---|---|---|---|---|
| Age médian, années (min-max) | 5.9 (0-24.2) | 5.2 (0-18.3) | 7.3 (0.4-24.2) | **0.021** |
| Poids médian, kg (min-max) | | 19.5 (4-63) | 23.0 (5-80) | **0.033** |
| Suivi médian, mois (min-max) | 23.2 (0.03-133.3) | 21.9 (0.7-133.3) | 25.8 (0.03-123.3) | 0.375 |
| Sexe: | | | | |
| masculin, n (%) | 131 (58) | 64 (57.1) | 67 (58.8) | 0.804 |
| Feminin, n (%) | 95 (42) | 48 (42.9) | 47 (41.2) | |
| sérologie CMV receveur positive n(%) | 70 (31) | 41 (36.6) | 29 (25.4) | 0.069 |
| maladies, n (%): | | | | |
| malignes | 151 (66.8) | 78 (69.6) | 73 (64) | 0.371 |
| non malignes | 75 (33.2) | 34 (30.4) | 41 (36) | |
| Compatibilité HLA, n (%)*: | | | | |
| 5/6 and 6/6 or 10/10 | **95 (42)** | **47 (42)** | **48 (42.1)** | |
| 4/6 or 9/10 | **102 (45.1)** | **58 (51.8)** | **44 (38.6)** | **0.008** |
| 3/6 or 7/10 and 8/10 | **29 (12.8)** | **7 (6.3)** | **22 (19.3)** | |
| Nombre médian, n (min-max) : | | | | |
| CNT injectées (10$^7$/kg) | | 5.8 (1.2-31.2) | 51.2 (5.1-125.0) | |
| Cellules CD34 injectées (10$^6$/kg) | | 0.2 (0.02-2.2) | 4.2 (0.3-17.2) | |
| Conditionnement, n (%): | | | | |
| Non myéloablatif | 10 (4.5) | 6 (5.6) | 4 (3.5) | 0.53 |
| myeloablatif | 212 (95.5) | 102 (94.4) | 110 (96.5) | |
| myeloablatif avec TBI | 106 (46.9) | 57 (50.9) | 49 (43) | 0.23 |

*compatibilité HLA des GSP établie sur 6 antigènes, et sur 10 antigènes pour les GMO

**Tableau II** : étiologies des maladies ayant nécessité une greffe

| | GSP | GMO | total |
|---|---|---|---|
| **Hémopathies malignes (66.8%)** | **151** | **78** | **73** |
| Leucémie aigüe lymphoblastique | 50 | 46 | 96 |
| Leucémie aigüe myéloblastique | 15 | 18 | 33 |
| Autres types de leucémie aigüe * | 2 | 1 | 3 |
| lymphome non hodgkinien | 7 | 2 | 9 |
| LMMC and LMMJ | 2 | 4 | 6 |
| Leucémie myéloïde chronique | 0 | 3 | 3 |
| myélodysplasie | 4 | 9 | 13 |
| **Maladies non malignes (33.2%)** | **75** | **34** | **41** |
| Aplasie médullaire | 7 | 8 | 15 |
| Maladie de Fanconi | 0 | 3 | 3 |
| Maladies métaboliques héréditaires | 14 | 18 | 32 |
| Deficits immunitaires (sauf DICS) | 6 | 1 | 7 |
| Lymphohisticytose familiale | 4 | 1 | 5 |
| Histiocytose | 1 | 0 | 1 |

*leucémies biphénotypiques, leucémies à cellules dendritiques
LMMC : leucémie myélo-monocytaire chronique, LMMJ : leucémie myélo-monocytaire juvénile, DICS : déficit immunitaire combiné sévère

## 2) Evaluation de la prise de greffe et du chimérisme dans le sang

La sortie d'aplasie était déterminée par le premier des trois jours consécutifs où les PNN étaient > 0.5 x $10^9$/L et les plaquettes devaient être > 50 x $10^9$/L sans support transfusionnel.

Pour évaluer le chimérisme, une technique par PCR (Polymerase Chain Reaction) utilisant les polymorphismes de taille (Short Tandem Repeat) était utilisée. Le chimérisme était analysé dans les cellules du sang périphérique chez tous les receveurs au jour (J) 30, J90, au mois (M) 6, M9, M12, M18 et M24 après transplantation. Un chimérisme total donneur était défini par la présence de plus de 99% de cellules issues du donneur, un chimérisme mixte consistait en un pourcentage de cellules du donneur entre 10 et 99%, et la reconstitution autologue était définit par une reconstitution hématopoïétique (PNN> 0.5 x $10^9$/L et plaquettes > 50 x $10^9$/L) avec plus de 90% de cellules du receveur.

## 3) Détermination des sous-populations lymphocytaires et cinétique de la reconstitution lymphocytaire.

Les sous populations lymphocytaires après greffe ont été analysées dans le sang périphérique par cytométrie de flux à 1, 2, 3, 6, 9, 12, 18 mois puis en fonction de la reconstitution immunitaire à 2, 3 et 5 ans après greffe. Les anticorps monoclonaux utilisés, marqués à l'isothiocyanate de fluorescéine (FITC), à la phycoérythrine, la phycoérythrine-cyanine 5 ou à l'ECD (Beckman-Coulter), sont ceux qui caractérisent les lymphocytes T (anti-CD3, -CD4, -CD8), les lymphocytes B (anti-CD 19 ou -CD 20), les cellules Natural Killer (anti-CD3$^-$CD56$^+$et CD16$^+$). Les résultats étaient analysés à l'aide d'un cytomètre de flux XLMCL (Beckman-Coulter) par le logiciel CXP analysis sur la base d'un histogramme taille / structure.

Les critères de jugement principaux (end-points) étaient le délai nécessaire après la greffe pour atteindre des seuils de reconstitution de CD3>500/mm$^3$, CD3>1500/mm$^3$, CD4>200/mm$^3$, CD4>500/mm$^3$, CD8>250/mm$^3$, CD19>200/mm$^3$, NK>100/mm$^3$. Pour évaluer la reconstitution lymphocytaire des deux types de greffes, il a fallu choisir des seuils au dessus desquels il était considéré que la reconstitution lymphocytaire était efficace. L'utilisation des valeurs normales pour l'âge était inadéquate puisque les valeurs normales chez l'enfant ont une grande variabilité liée à l'âge, qui n'est plus pertinente après greffe de cellules souches hématopoïétiques. En effet la reconstitution des sous-populations lymphocytaires dépend de l'âge du receveur et également de l'âge du donneur, d'autant plus après GSP où les cellules souches proviennent de sang néonatal. De plus l'efficacité immunologique des lymphocytes ne nécessite pas forcément une reconstitution complète du nombre de lymphocytes. Nous avons choisi deux end-points pour la reconstitution des cellules CD3$^+$ et CD4$^+$ : 1/ CD3>500/mm$^3$ et CD4>200/mm$^3$ comme reconstitution précoce ; 2/ CD3>1500/mm$^3$ et CD4>500/mm$^3$ comme reconstitution tardive. Les autres seuils de reconstitution lymphocytaire étaient choisis selon le 5$^{ème}$ percentile des valeurs normales des enfants entre 5 et 10 ans (moyenne d'âge de notre étude)(54).

Les variables étudiées pour leur impact potentiel sur la reconstitution lymphocytaire était l'âge, le poids, le sexe, la sérologie CMV pré greffe du receveur, la pathologie maligne ou non, le conditionnement avec ou sans TBI, la présence de GVH aigüe > grade I ou non. Contrairement aux autres variables étudiées, la GVH aigüe ne pouvait pas être défini au moment de la greffe car elle pouvait se déclarer dans les 100 premiers jours. L'impact de la GVH aigüe a donc requis une analyse spécifique débutant à J 100 de la greffe.

Les définitions habituelles, présentées dans la partie « revue de la littérature », étaient utilisées pour les end-points classiquement évalués après transplantation de cellules souches hématopoïétiques : survie globale, incidence des rechutes, mortalité liée à la greffe (TRM), maladie du greffon contre l'hôte (GVH) aigüe.

## 4) Définitions et analyses statistiques

Concernant les caractéristiques des patients et de la greffe et les résultats généraux des greffes, les données étaient exprimées en médianes et minimum-maximum pour les variables de distribution non paramétrique. Les différents paramètres de la greffe étaient comparés entre les deux groupes (GMO/GSP) par le test de Mann-Whitney pour les variables quantitatives et par le test de Chi$^2$ ou de Fisher pour les fréquences. La survie globale était analysée par les courbes de Kaplan-Meier et ces courbes étaient comparées par un log-rank-test.

Le délai médian de reconstitution de chaque sous-population lymphocytaire était comparé entre les deux groupes par un test de Mann-Whitney

La probabilité de reconstitution de chaque sous-population lymphocytaire a été estimée pour chaque seuil, par la fonction d'incidence cumulative avec la méthode des risques compétitifs.

Les risques compétitifs pris en compte dans le modèle étaient :

- le décès lié à la greffe (TRM)
- la rechute,
- la seconde greffe
- et la reconstitution autologue.

Pour évaluer la relation entre les co-variables et le délai de reconstitution de chaque sous population lymphocytaire, le modèle de régression en risque compétitifs de Fine and Gray était utilisé. Les analyses univariées étaient réalisées pour les variables suivantes : l'âge, le poids, le sexe et la sérologie CMV pré greffe du receveur, la pathologie maligne ou non, le conditionnement avec ou sans TBI, la présence de GVH aigüe > grade I.

Les variables inclues dans le modèle furent sélectionnées si la valeur du p était ≤ 0.02 lors de l'analyse univariée. Le modèle final exprimait les hazard ratios (HR) et les intervalles de confiance (IC) à 95%.

Les résultats étaient statistiquement différents de façon significative si p<0.05.

Les analyses statistiques étaient réalisées par la version 15.0.1 du logiciel SPSS (SPSS Inc., Chicago, IL, USA), et par le logiciel R 2.7.2. L'incidence cumulative était estimée par le programme cmprsk.

# RESULTATS

## 1) Résultats généraux des greffes

Les résultats des greffes sont résumés dans le tableau III.

La survie globale à 5 ans était de 57.5% dans le groupe GSP et de 62.1% dans le groupe GMO (p=0.25). Pour les greffes pour hémopathie maligne, la rechute survenait dans 25.6% des GSP et 21.9% des GMO (p=0.59).

La mortalité liée à la greffe (TRM) était de 19.6% pour les GSP et de 16.7% pour les GMO (p=0.56). Il n'y avait donc pas de différence significative pour ces end-points.

Le délai médian de sortie d'aplasie (PNN>0.5 x $10^9$/L) était de 28 jours pour les GSP et de 19 jours pour les GMO (p<0.001) ; pour obtenir un nombre de plaquettes > 50 x $10^9$/L, il fallait une médiane de 50 jours après GSP et de 30 jours pour les GMO (p<0.001), ce qui était significativement différent. La GVH aigüe de grade > I était retrouvée dans 19.6% des GSP et dans 35% des GMO (p=0.009).

**Tableau III**: résultats généraux des GSP et des GMO non apparentées

| | Total N=226 Médiane (min-max) | GSP N=112 Médiane (min-max) | GMO N=114 Médiane (min-max) | Valeur du p |
|---|---|---|---|---|
| Délai de sortie d'aplasie (PNN> $0.5 \times 10^9$/L) (jours) | 21 (0-80) | 28 (0-80) | 19 (10-48) | <0.001 |
| Délai de reconstitution plaquettaire (> $50 \times 10^9$ /L) (jours) | 40 (0-265) | 50 (0-210) | 30 (10-365) | <0.001 |
| | N (%) | N (%) | N (%) | Valeur du p |
| GVHa > I | 62 (29.4) | 22 (19.6) | 40 (35%) | 0.009[*] |
| Rechute | 40 (17.7) | 20 (25.6%) | 16 (21.9%) | 0.592[*] |
| TRM | 41 (22.3) | 22 (19.6) | 19 (16.7) | 0.56[*] |
| Survie globale à 5 ans | | 68 (57.5%) | 76 (62.1%) | 0.25[**] |

[*]chi-2 test, [**]log-rank test

## 2) Cinétique de la reconstitution des sous-populations lymphocytaires

Le tableau IV liste les délais médians de reconstitution des sous-populations lymphocytaires.

Les cellules NK étaient reconstituées en premier dans les deux types de greffe avec un délai médian similaire pour atteindre NK>100/mm$^3$ (1 mois pour les GSP, 1.4 mois pour les GMO) (p=0.167).

Ensuite, les lymphocytes B atteignaient le seuil de reconstitution avec un délai médian de 3.2 mois pour les GSP et de 6.4 mois pour les GMO. La reconstitution des lymphocytes B était donc plus rapide après GSP (p<0.001).

Le seuil de reconstitution précoce des lymphocytes T était plus lent après GSP avec un délai médian pour atteindre le seuil de CD3>500/mm$^3$ de 6.3 mois alors qu'il était de 3.2 mois pour les GMO (p=0.008). Cependant pour la reconstitution à plus long terme évaluée par le seuil de CD3>1500/mm$^3$, les délais médians étaient similaires avec 10 mois pour les GSP et 9.3 mois pour les GMO (p=0.94). Le retard de reconstitution précoce des lymphocytes T après GSP est lié au retard de reconstitution des lymphocytes T CD8$^+$ (délai médian de 7.7 mois alors qu'il faut 2.8 mois après GMO pour atteindre le seuil de CD8>250/mm$^3$, p<0.001)). Au contraire, le délai médian pour atteindre le seuil de CD4>200/mm$^3$ était similaire après GSP et GMO (5.1 et 6 mois respectivement). La reconstitution des lymphocytes T CD4$^+$ apparaissait même plus rapide après GSP lorsque le end-point analysé était plus tardif (CD4>500/mm$^3$) avec un délai médian de 9.3 mois après GSP et de 12 mois après GMO (p=0.003).

| Seuil (nb de cellules /mm³) | Total n=226 | | | GSP n=112 | | | GMO n=114 | | | Valeur du p |
|---|---|---|---|---|---|---|---|---|---|---|
| | Nombre de patients ayant atteint le seuil | Délai médian (mois) | Min-Max | Nombre de patients ayant atteint le seuil | Délai médian (mois) | Min-Max | Nombre de patients ayant atteint le seuil | Délai médian (mois) | Min-Max | |
| CD3>500 | **161** | *5.6* | **0.5-62.3** | **72** | *6.3* | **1.5-55.3** | **89** | *3.2* | **0.5-62.3** | **0.008** |
| CD3>1500 | 118 | *9.9* | 1.1-66.2 | 55 | *10.0* | 1.7-55.3 | 63 | *9.3* | 1.1-66.2 | 0.940 |
| CD4>200 | 161 | *5.1* | 0.5-51.4 | 72 | *5.0* | 1.5-23.6 | 89 | *6.0* | 0.5-51.4 | 0.636 |
| CD4>500 | **135** | *10.0* | **1.1-55.3** | **61** | *9.3* | **2.6-55.3** | **74** | *12.3* | **1.1-37.2** | **0.003** |
| CD8>250 | **161** | *4.4* | **0.5-74.7** | **70** | *7.7* | **0.9-55.3** | **91** | *2.8* | **0.5-74.7** | **<0.001** |
| CD19>200 | **164** | *4.2* | **0.7-51.4** | **78** | *3.2* | **0.7-19.1** | **86** | *6.4* | **1.6-51.4** | **<0.001** |
| NK>100 | 185 | *1.3* | 0.6-62.3 | 86 | *1.0* | 0.9-4.3 | 99 | *1.4* | 0.6-62.3 | 0.167 |

**Tableau IV: Délais médians de reconstitution des sous-populations lymphocytaires (test non paramétrique de Mann-Whitney)** (caractères gras : p<0.05)

## 3) Facteurs influençant l'incidence de la reconstitution lymphocytaire

D'après le modèle d'incidence cumulative en risques compétitifs, la source des cellules souches (sang placentaire ou moelle osseuse) influençait la reconstitution immunitaire des lymphocytes T CD8$^+$ avec une moins bonne reconstitution après GSP (p<0.001) en analyse univariée (figure 1). Il y avait également une moins bonne reconstitution des lymphocytes CD3$^+$ à court terme (CD3>500/mm$^3$) après GSP. Il n'y avait pas de différence pour les autres sous-populations lymphocytaires.

En analyse multivariée (tableau V), le délai de reconstitution des CD3>500/mm$^3$ était influencé par l'âge du receveur, la sérologie CMV pré-greffe du receveur et la source de cellules souches, avec une meilleure reconstitution plus le receveur était jeune, si sa sérologie CMV était positive, et si il recevait une greffe de moelle osseuse. Le délai de reconstitution des CD4>500/mm$^3$ était uniquement influencé par l'âge (p=0.002). La reconstitution des lymphocytes T CD8$^+$ était influencée par le type de greffe avec une meilleure reconstitution après GMO (p<0.001), et par la sérologie CMV pré-greffe positive chez le receveur qui favorisait la reconstitution des lymphocytes T CD8$^+$ (p=0.001). Concernant la reconstitution des lymphocytes B, les GSP avaient une meilleure reconstitution que les GMO (p=0.034). Aucun de ces facteurs n'influençait la reconstitution des cellules NK. Il n'y avait pas de différence entre la RI des pathologies malignes ou non, et la TBI n'affectait pas non plus la reconstitution.

Aucune différence n'était observée pour la reconstitution des sous-populations lymphocytaires entre les enfants ayant eu une GVH aigüe de grade >I et ceux n'ayant pas eu de GVH aigüe, avec la méthode d'incidence cumulative en risques compétitifs.

**Figure 1**. Incidence cumulative de la reconstitution des sous-populations
lymphocytaires

—— GMO    —— GSP

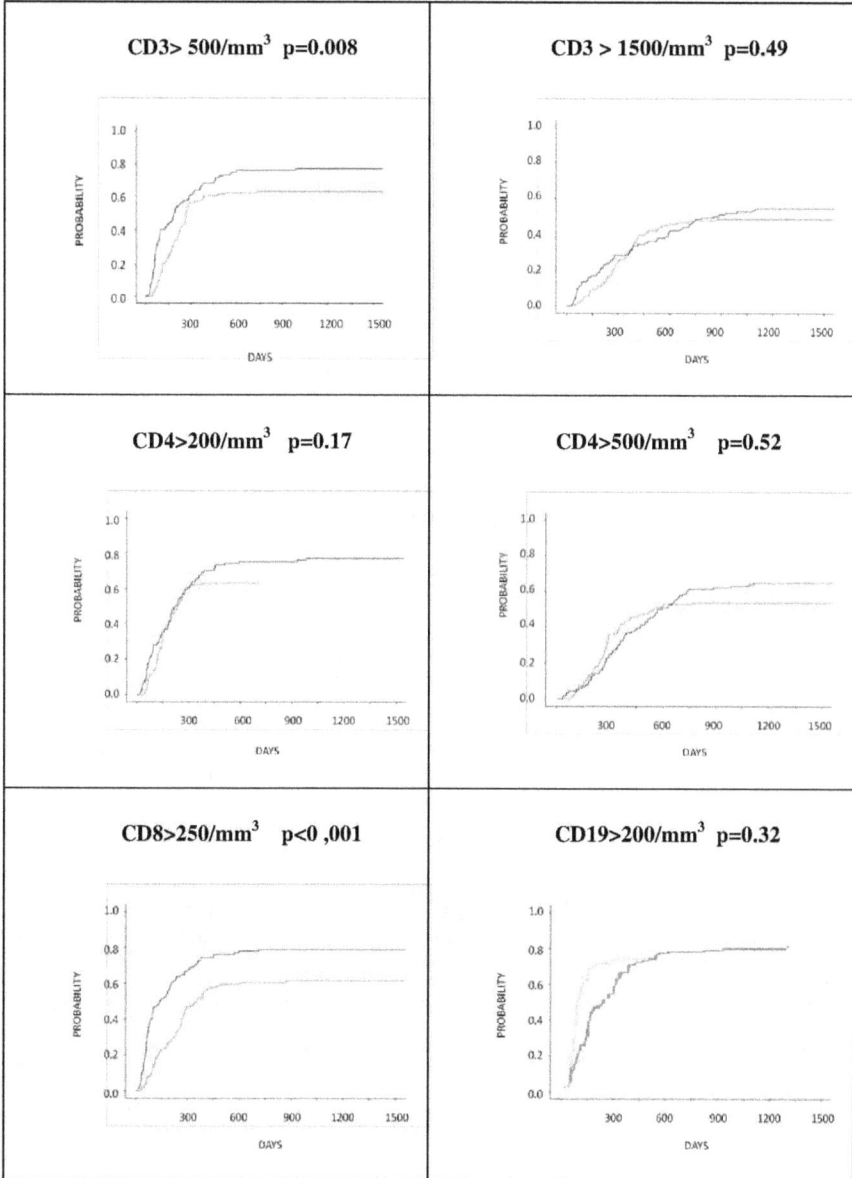

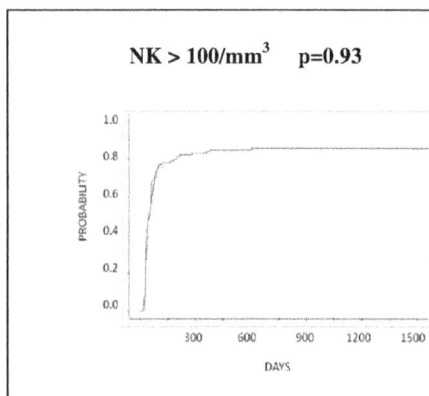

**NK > 100/mm$^3$**  p=0.93

**Tableau V**. Analyses multivariées : facteurs influençant l'incidence cumulative de la reconstitution lymphocytaire

| Endpoint (/mm$^3$) | paramètres | HR | 95% IC | Valeur du p | favorable |
|---|---|---|---|---|---|
| **CD3> 500** | Type de greffe | 1.59 | [1.14 ; 2.22] | 0.006 | GSP |
| | Statut CMV du receveur | 0.57 | [0.38; 0.85] | 0.006 | Sérologie CMV + |
| | Age* | 0.96 | [0.92; 0.99] | 0.042 | Jeune âge |
| **CD3>1500** | Statut CMV du receveur | 0.63 | [0.41; 0.98] | 0.042 | Sérologie CMV + |
| | Age | 0.99 | [0.86; 0.96] | <0.001 | Jeune âge |
| **CD4>500** | Age | 0.93 | [0.89; 0.98] | 0.002 | Jeune âge |
| **CD8>250** | Type de greffe | 1.96 | [1.39; 2.76] | <0.001 | GSP |
| | Statut CMV du receveur | 0.5 | [0.33 ; 0.77] | 0.001 | Sérologie CMV + |
| **CD19>200** | Type de greffe | 0.695 | [0.5 ; 0.97] | 0.034 | GSP |

HR : Hazard Ratio   IC : Intervalle de confiance
*HR multiplié par 0.96 pour chaque année de plus

# DISCUSSION

Cette étude incluait un grand nombre d'enfants recevant une GSP ou une GMO de donneur non apparenté. L'objectif était de comparer rétrospectivement la reconstitution immunitaire entre ces deux sources de cellules souches par l'analyse des sous-populations lymphocytaires.

Plusieurs études ont déjà décrit la reconstitution lymphocytaire après GSP non apparenté (28, 46, 47). Une étude a comparé 23 GSP et 23 GMO de donneurs apparentés ou non apparentés, chez des enfants (42). Notre étude est la première à comparer la reconstitution des sous-populations lymphocytaires après GSP ou GMO non apparentées dans une large cohorte d'enfants greffés dans deux institutions ayant des procédures de greffe homogènes (conditionnement, prévention et traitement de la GVH, surveillance de la reconstitution immunitaire).

La reconstitution lymphocytaire est influencée par les risques compétitifs. Nous avons donc analysé nos données avec les courbes d'incidence cumulative pour estimer l'incidence au cours du temps en présence de risques compétitifs (55-57). Cette méthode donne une meilleure estimation de end-points partageant des risques compétitifs que la méthode de Kaplan-Meier, qui surestime les probabilités réelles dans ce contexte, particulièrement lorsque l'événement étudié a lieu tardivement après la greffe. Ce type d'approche statistique est actuellement la méthode de choix pour évaluer la TRM et la rechute après greffe de cellules souches hématopoïétique, et est de plus en plus utilisée pour décrire la reconstitution des plaquettes et des PNN (58, 59).

## 1) Résultats généraux des greffes

Nous n'avons pas observé de différence significative entre les GSP et les GMO en ce qui concerne la survie globale, comme cela a déjà été montré (25).

La TRM était similaire dans les deux groupes, alors que certaines études montrent plus de TRM après GSP qu'après GMO (2, 6, 27). Dans une étude Eurocord, Rocha et al. rapportaient une TRM de 19% après GMO non apparentée et de 39% après GSP non apparentée, chez des enfants atteint de leucémie aigüe. Ce taux élevé de TRM après GSP était expliqué par le délai de reconstitution du nombre de PNN, avec de meilleurs résultats chez les patients qui recevaient une dose de CNT > 3.7x $10^7$/kg. Dans notre cohorte, le nombre médian de CNT (5.8x $10^7$) était supérieur à la dose de l'étude Eurocord (3.8x $10^7$). Dans cette étude ainsi que dans notre série, les rechutes survenaient à un taux similaire pour les GSP et les GMO pour les hémopathies malignes.

La sortie d'aplasie (PNN>0.5 x $10^9$) était plus rapide après GMO, 19 jours comparé à 28 jours pour les GSP, comme il est décrit dans la littérature (17 à 23 jours après GMO non apparentées, 22 à 32 jours après GSP non apparentées (6, 17, 27) . La reconstitution plaquettaire était également retardée après GSP.

La GVH aigüe était moins fréquente après GSP ou GMO dans notre étude par rapport à la fréquence rapportée dans la littérature après GSP ou GMO non apparentées ; nous avons trouvé significativement moins de GVH après GSP qu'après GMO, ce qui est rapporté dans toutes les études (6, 25, 26, 28). Nous avons observés 19.6% de GVHa >I après GSP et 35% après GMO ; dans l'étude Eurocord comparant le pourcentage de GVHa >I après GSP et GMO non apparentées chez les enfants atteints de leucémie aigüe chez qui un effet GVL est recherché, il y avait 58% de GVHa après GMO et 35% après GSP(27). La GVH a un effet négatif sur la reconstitution immunitaire cellulaire des lymphocytes T puisque elle abime le thymus, réduit le nombre de cellules T circulantes et induit l'apoptose des cellules T du donneur (29, 30). De plus le traitement de la GVHa consiste à ajouter des immunosuppresseurs. Cependant nous n'avons pas pu montrer de différence sur la RI entre les enfants ayant eu une GVHa>I ou non.

## 2) Cinétique de la reconstitution des sous-populations lymphocytaires et facteurs ayant une influence significative

La séquence de la reconstitution immunitaire était la même que dans les autres études citées. Premièrement les cellules NK retrouvaient des valeurs normales dans les 3 mois après GSP ou GMO, sans différence entre les 2 types de greffe, comme cela était déjà décrit (28, 42, 47).

D'après la littérature, les lymphocytes B retrouvaient des valeurs normales dans les 6 mois après GSP non apparentées, plus rapidement que dans les GMO non apparentées (28, 42, 46, 47) ; en effet dans notre étude le délai de reconstitution des CD19>200/mm$^3$ était de 3 mois pour les GSP et de 6 mois pour les GMO. Ce délai de reconstitution après GSP était plus rapide que dans l'étude Eurocord qui mesurait le temps nécessaire pour atteindre les valeurs normales pour l'âge, alors que nous avons choisi d'étudier un seuil de reconstitution plus précoce pour les lymphocytes B et T. La meilleure reconstitution des lymphocytes B après GSP par rapport aux GMO peut être expliqué par l'évolution normale du nombre de lymphocytes B après la naissance qui doublent durant les 5 premiers mois (54). Des différences quantitatives et qualitatives existent entre les progéniteurs des lymphocytes B dérivés de la moelle osseuse ou du sang placentaire. Ce dernier contient un pourcentage plus élevé de progéniteurs avec une meilleure capacité d'auto-renouvellement, in vitro et in vivo (50). Une autre hypothèse est mentionnée : la lymphopénie T faciliterait l'expansion des cellules B par régulation inter-compartimental (60). Par contre, une étude suggérait un défaut de reconstitution fonctionnelle des lymphocytes B après GSP dû à l'inefficacité du signal médié par le récepteur CD40 ainsi qu'à la présence d'une grande proportion de lymphocytes B transitionnels immatures, et à l'insuffisance de lymphocytes B mémoires (61). Le nombre absolu de lymphocytes B après GSP augmente plus rapidement qu'après GMO, mais la reconstitution fonctionnelle ne serait pas aussi efficace qu'après GMO.

La reconstitution des lymphocytes T après greffe de cellules souches hématopoïétique se réalise grâce à deux voies différentes. La voie précoce indépendante du thymus inclut l'expansion des lymphocytes T périphériques du donneur par stimulation antigénique ; elle conduit à une diversité limitée du répertoire des TCR. La voie plus tardive dépendant du thymus implique la sélection de précurseurs des lymphocytes issus du greffon et conduit à un répertoire des cellules T beaucoup plus diversifié (62).

Nous avons observé une meilleure reconstitution des lymphocytes CD4$^+$ chez les patients les plus jeunes comme il était décrit par Moretta et al (42). Ceci est la conséquence de la meilleure capacité fonctionnelle du thymus dans le jeune âge qui a été démontrée par l'étude des TRECs (57, 63). Dans notre étude les enfants qui recevait une GSP étaient plus jeunes que ceux recevant une GMO ce qui pourrait expliquer la reconstitution plus rapide des lymphocytes T après GSP.

La reconstitution des lymphocytes T CD8$^+$ était plus lente après GSP comparée aux GMO. Dans les études sur la reconstitution immunitaire après GMO non apparentées les lymphocytes T CD3$^+$CD8$^+$ sont la seconde sous-population à retrouver des valeurs normales dans un délai médian de 3 à 10 mois (22, 43-45).Mais il y avait très peu de cellules T naïves durant la première année. Un répertoire complet avec des cellules T naïves est produit par le thymus ce qui prend plus de 6 mois (44). Dans notre étude ainsi que dans les études précédemment citées sur les GSP, la reconstitution des lymphocytes T CD8$^+$ était retardée par rapport aux GMO ; cette expansion plus lente s'expliquerait en partie par le déclin physiologique du nombre de cellules T CD8$^+$ entre la période néonatale et l'âge de 12 mois (28, 54). Une autre hypothèse expliquant la lente reconstitution des cellules T CD8$^+$ après GSP serait liée au fait que les cellules du cordons sont naïves et n'ont jamais été stimulées par des virus. Ce problème pourrait être résolu par l'immunothérapie adoptive, thérapeutique à l'étude actuellement. Des lymphocytes T cytotoxiques spécifiques de certains virus (EBV, CMV, adénovirus) sont générés in vitro par des cultures de cellules de sang de cordon (64) ; ceci permettrait de pallier au retard de la reconstitution des cellules T CD8$^+$ après GSP.

De plus la reconstitution des lymphocytes T CD8$^+$ est importante comme il a été montré dans la littérature : Koehl et al. ont rapporté un plus grand nombre de survivants et moins de rechutes parmi les patients qui retrouvaient des valeurs normales de cellules CD3$^+$CD8$^+$ lors de la première année après GMO apparentée ou non (44).

Concernant l'impact favorable d'une sérologie CMV positive chez le receveur en pré-greffe sur la reconstitution des cellules T CD8$^+$, ceci a déjà été montré par Heining et al.(49), alors qu'une autre étude ne retrouvait un impact favorable qu'en cas de réactivation du CMV mais pas pour une sérologie CMV positive chez le receveur (47).

A long terme, cette reconstitution des cellules T CD8$^+$ plus lente après GSP pourrait être compensée par une meilleure fonction thymique ; deux ans après GSP, il est observé un répertoire des cellules T plus polyclonal qu'après GMO. D'après une étude des TRECs, qui évaluent directement la fonction thymique, le nombre de TRECs étaient significativement plus élevés après GSP qu'après GMO (18). Les propriétés particulières des progéniteurs lymphoïdes du sang de cordon favoriserait une meilleure fonction thymique.

Une reconstitution immunitaire efficace est évaluée par la réponse spécifique aux antigènes et pas uniquement par la présence des sous-populations lymphocytaires. La corrélation entre les deux n'est probablement pas complète, mais les lymphocytes T naïfs issus du sang de cordon seraient capables de générer des lymphocytes T spécifiques d'antigènes tôt après la greffe (15, 37). L'immunothérapie adoptive pourrait être d'un apport considérable pour les GSP.

En conclusion, nos résultats confirment dans une cohorte importante que les GSP non apparentées ont une reconstitution des sous-populations lymphocytaires similaire à celle des

GMO non apparentées, excepté pour l'expansion des lymphocytes T CD8+ qui est retardée. Des études futures sont en projet pour évaluer la reconstitution immunitaire fonctionnelle (réponses aux anticorps vaccinaux, réponses des cultures lymphocytaires stimulées par antigènes) et permettre de mieux caractériser le système immunitaire après greffe de sang de cordon et greffe de moelle osseuse.

# BIBLIOGRAPHIE

1.      Zinkernagel RM, Doherty PC. The discovery of MHC restriction. Immunol Today. 1997 Jan;18(1):14-7.

2.      Hwang WY, Ong SY. Allogeneic haematopoietic stem cell transplantation without a matched sibling donor: current options and future potential. Ann Acad Med Singapore. 2009 Apr;38(4):340-6.

3.      Rocha V, Locatelli F. Searching for alternative hematopoietic stem cell donors for pediatric patients. Bone Marrow Transplant. 2008 Jan;41(2):207-14.

4.      Gluckman E, Broxmeyer HA, Auerbach AD, Friedman HS, Douglas GW, Devergie A, et al. Hematopoietic reconstitution in a patient with Fanconi's anemia by means of umbilical-cord blood from an HLA-identical sibling. N Engl J Med. 1989 Oct 26;321(17):1174-8.

5.      Kurtzberg J, Laughlin M, Graham ML, Smith C, Olson JF, Halperin EC, et al. Placental blood as a source of hematopoietic stem cells for transplantation into unrelated recipients. N Engl J Med. 1996 Jul 18;335(3):157-66.

6.      Eapen M, Rubinstein P, Zhang MJ, Stevens C, Kurtzberg J, Scaradavou A, et al. Outcomes of transplantation of unrelated donor umbilical cord blood and bone marrow in children with acute leukaemia: a comparison study. Lancet. 2007 Jun 9;369(9577):1947-54.

7.      Dalle JH, Duval M, Moghrabi A, Wagner E, Vachon MF, Barrette S, et al. Results of an unrelated transplant search strategy using partially HLA-mismatched cord blood as an immediate alternative to HLA-matched bone marrow. Bone Marrow Transplant. 2004 Mar;33(6):605-11.

8.      Barker JN, Krepski TP, DeFor TE, Davies SM, Wagner JE, Weisdorf DJ. Searching for unrelated donor hematopoietic stem cells: availability and speed of umbilical cord blood versus bone marrow. Biol Blood Marrow Transplant. 2002;8(5):257-60.

9.      Rodrigues CA RV, Gluckman E. Le point sur la greffe de sang de cordon. Oncologie. 2007;9:848-55.

10.     Risdon G, Gaddy J, Horie M, Broxmeyer HE. Alloantigen priming induces a state of unresponsiveness in human umbilical cord blood T cells. Proc Natl Acad Sci U S A. 1995 Mar 14;92(6):2413-7.

11.     Claas FH, Gijbels Y, van der Velden-de Munck J, van Rood JJ. Induction of B cell unresponsiveness to noninherited maternal HLA antigens during fetal life. Science. 1988 Sep 30;241(4874):1815-7.

12.     Brown JA, Boussiotis VA. Umbilical cord blood transplantation: basic biology and clinical challenges to immune reconstitution. Clin Immunol. 2008 Jun;127(3):286-97.

13.     Szabolcs P, Niedzwiecki D. Immune reconstitution in children after unrelated cord blood transplantation. Biol Blood Marrow Transplant. 2008 Jan;14(1 Suppl 1):66-72.

14.     Moretta A, Locatelli F, Mingrat G, Rondini G, Montagna D, Comoli P, et al. Characterisation of CTL directed towards non-inherited maternal alloantigens in human cord blood. Bone Marrow Transplant. 1999 Dec;24(11):1161-6.

15.     Cohen G, Carter SL, Weinberg KI, Masinsin B, Guinan E, Kurtzberg J, et al. Antigen-specific T-lymphocyte function after cord blood transplantation. Biol Blood Marrow Transplant. 2006 Dec;12(12):1335-42.

16.     Barker JN, Wagner JE. Umbilical-cord blood transplantation for the treatment of cancer. Nat Rev Cancer. 2003 Jul;3(7):526-32.

17.     Gluckman E, Rocha V, Boyer-Chammard A, Locatelli F, Arcese W, Pasquini R, et al. Outcome of cord-blood transplantation from related and unrelated donors. Eurocord

Transplant Group and the European Blood and Marrow Transplantation Group. N Engl J Med. 1997 Aug 7;337(6):373-81.

18.     Talvensaari K, Clave E, Douay C, Rabian C, Garderet L, Busson M, et al. A broad T-cell repertoire diversity and an efficient thymic function indicate a favorable long-term immune reconstitution after cord blood stem cell transplantation. Blood. 2002 Feb 15;99(4):1458-64.

19.     Pui CH, Robison LL, Look AT. Acute lymphoblastic leukaemia. Lancet. 2008 Mar 22;371(9617):1030-43.

20.     Klingebiel T, Reinhardt D, Bader P. Place of HSCT in treatment of childhood AML. Bone Marrow Transplant. 2008 Oct;42 Suppl 2:S7-9.

21.     Cave H, Lachenaud J, Perez B, Verloes A, Chomienne C, Cassinat B. [From Noonan syndrome to juvenile myelomonocytic leukemia]. Arch Pediatr. 2008 Jun;15(5):812-3.

22.     Kook H, Goldman F, Padley D, Giller R, Rumelhart S, Holida M, et al. Reconstruction of the immune system after unrelated or partially matched T-cell-depleted bone marrow transplantation in children: immunophenotypic analysis and factors affecting the speed of recovery. Blood. 1996 Aug 1;88(3):1089-97.

23.     Rocha V, Wagner JE, Jr., Sobocinski KA, Klein JP, Zhang MJ, Horowitz MM, et al. Graft-versus-host disease in children who have received a cord-blood or bone marrow transplant from an HLA-identical sibling. Eurocord and International Bone Marrow Transplant Registry Working Committee on Alternative Donor and Stem Cell Sources. N Engl J Med. 2000 Jun 22;342(25):1846-54.

24.     Cavazzana-Calvo M, Bordigoni P, Michel G, Esperou H, Souillet G, Leblanc T, et al. A phase II trial of partially incompatible bone marrow transplantation for high-risk acute lymphoblastic leukaemia in children: prevention of graft rejection with anti-LFA-1 and anti-CD2 antibodies. Societe Francaise de Greffe de Moelle Osseuse. Br J Haematol. 1996 Apr;93(1):131-8.

25.     Hwang WY, Samuel M, Tan D, Koh LP, Lim W, Linn YC. A meta-analysis of unrelated donor umbilical cord blood transplantation versus unrelated donor bone marrow transplantation in adult and pediatric patients. Biol Blood Marrow Transplant. 2007 Apr;13(4):444-53.

26.     Gluckman E, Rocha V. Donor selection for unrelated cord blood transplants. Curr Opin Immunol. 2006 Oct;18(5):565-70.

27.     Rocha V, Cornish J, Sievers EL, Filipovich A, Locatelli F, Peters C, et al. Comparison of outcomes of unrelated bone marrow and umbilical cord blood transplants in children with acute leukemia. Blood. 2001 May 15;97(10):2962-71.

28.     Thomson BG, Robertson KA, Gowan D, Heilman D, Broxmeyer HE, Emanuel D, et al. Analysis of engraftment, graft-versus-host disease, and immune recovery following unrelated donor cord blood transplantation. Blood. 2000 Oct 15;96(8):2703-11.

29.     Weinberg K, Blazar BR, Wagner JE, Agura E, Hill BJ, Smogorzewska M, et al. Factors affecting thymic function after allogeneic hematopoietic stem cell transplantation. Blood. 2001 Mar 1;97(5):1458-66.

30.     Mir MA, Battiwalla M. Immune Deficits in Allogeneic Hematopoietic Stem Cell Transplant (HSCT) Recipients. Mycopathologia. 2009 Jan 21.

31.     Reddehase MJ. Antigens and immunoevasins: opponents in cytomegalovirus immune surveillance. Nat Rev Immunol. 2002 Nov;2(11):831-44.

32.     van Burik JA, Brunstein CG. Infectious complications following unrelated cord blood transplantation. Vox Sang. 2007 May;92(4):289-96.

33.     Barker JN, Hough RE, van Burik JA, DeFor TE, MacMillan ML, O'Brien MR, et al. Serious infections after unrelated donor transplantation in 136 children: impact of stem cell source. Biol Blood Marrow Transplant. 2005 May;11(5):362-70.

34.    Parody R, Martino R, Rovira M, Vazquez L, Vazquez MJ, de la Camara R, et al. Severe infections after unrelated donor allogeneic hematopoietic stem cell transplantation in adults: comparison of cord blood transplantation with peripheral blood and bone marrow transplantation. Biol Blood Marrow Transplant. 2006 Jul;12(7):734-48.

35.    Shi-Xia X, Xian-Hua T, Hai-Qin X, Bo F, Hai-Qing C, Xiang-Feng T. Meta-analysis of HLA matching and the outcome of unrelated umbilical cord blood transplantation (CBT). Transpl Immunol. 2009 May 28.

36.    Ringden O, Labopin M, Gorin NC, Schmitz N, Schaefer UW, Prentice HG, et al. Is there a graft-versus-leukaemia effect in the absence of graft-versus-host disease in patients undergoing bone marrow transplantation for acute leukaemia? Br J Haematol. 2000 Dec;111(4):1130-7.

37.    Parkman R, Cohen G, Carter SL, Weinberg KI, Masinsin B, Guinan E, et al. Successful immune reconstitution decreases leukemic relapse and improves survival in recipients of unrelated cord blood transplantation. Biol Blood Marrow Transplant. 2006 Sep;12(9):919-27.

38.    Barker JN, Davies SM, DeFor T, Ramsay NK, Weisdorf DJ, Wagner JE. Survival after transplantation of unrelated donor umbilical cord blood is comparable to that of human leukocyte antigen-matched unrelated donor bone marrow: results of a matched-pair analysis. Blood. 2001 May 15;97(10):2957-61.

39.    Ringden O, Okas M, Uhlin M, Uzunel M, Remberger M, Mattsson J. Unrelated cord blood and mismatched unrelated volunteer donor transplants, two alternatives in patients who lack an HLA-identical donor. Bone Marrow Transplant. 2008 Nov;42(10):643-8.

40.    Chan KW, Grimley MS, Taylor C, Wall DA. Early identification and management of graft failure after unrelated cord blood transplantation. Bone Marrow Transplant. 2008 Jul;42(1):35-41.

41.    Wagner JE, Barker JN, DeFor TE, Baker KS, Blazar BR, Eide C, et al. Transplantation of unrelated donor umbilical cord blood in 102 patients with malignant and nonmalignant diseases: influence of CD34 cell dose and HLA disparity on treatment-related mortality and survival. Blood. 2002 Sep 1;100(5):1611-8.

42.    Moretta A, Maccario R, Fagioli F, Giraldi E, Busca A, Montagna D, et al. Analysis of immune reconstitution in children undergoing cord blood transplantation. Exp Hematol. 2001 Mar;29(3):371-9.

43.    Fujimaki K, Maruta A, Yoshida M, Kodama F, Matsuzaki M, Fujisawa S, et al. Immune reconstitution assessed during five years after allogeneic bone marrow transplantation. Bone Marrow Transplant. 2001 Jun;27(12):1275-81.

44.    Koehl U, Bochennek K, Zimmermann SY, Lehrnbecher T, Sorensen J, Esser R, et al. Immune recovery in children undergoing allogeneic stem cell transplantation: absolute CD8+ CD3+ count reconstitution is associated with survival. Bone Marrow Transplant. 2007 Mar;39(5):269-78.

45.    de Vries E, van Tol MJ, van den Bergh RL, Waaijer JL, ten Dam MM, Hermans J, et al. Reconstitution of lymphocyte subpopulations after paediatric bone marrow transplantation. Bone Marrow Transplant. 2000 Feb;25(3):267-75.

46.    Giraud P, Thuret I, Reviron D, Chambost H, Brunet C, Novakovitch G, et al. Immune reconstitution and outcome after unrelated cord blood transplantation: a single paediatric institution experience. Bone Marrow Transplant. 2000 Jan;25(1):53-7.

47.    Niehues T, Rocha V, Filipovich AH, Chan KW, Porcher R, Michel G, et al. Factors affecting lymphocyte subset reconstitution after either related or unrelated cord blood transplantation in children -- a Eurocord analysis. Br J Haematol. 2001 Jul;114(1):42-8.

48.    Storek J, Geddes M, Khan F, Huard B, Helg C, Chalandon Y, et al. Reconstitution of the immune system after hematopoietic stem cell transplantation in humans. Semin Immunopathol. 2008 Dec;30(4):425-37.

49.    Heining C, Spyridonidis A, Bernhardt E, Schulte-Monting J, Behringer D, Grullich C, et al. Lymphocyte reconstitution following allogeneic hematopoietic stem cell transplantation: a retrospective study including 148 patients. Bone Marrow Transplant. 2007 May;39(10):613-22.

50.    Arakawa-Hoyt J, Dao MA, Thiemann F, Hao QL, Ertl DC, Weinberg KI, et al. The number and generative capacity of human B lymphocyte progenitors, measured in vitro and in vivo, is higher in umbilical cord blood than in adult or pediatric bone marrow. Bone Marrow Transplant. 1999 Dec;24(11):1167-76.

51.    Autran B, Malphettes M, Dhedin N, Gorochov G, Leblond V, Debre P. Studies of T cell reconstitution after hematopoietic stem cell transplant. Hematol Cell Ther. 1997 Oct;39(5):252-6.

52.    Abrahamsen IW SS, heldal D, Egeland T, kvale D, Tjonnfjord GE. Immune reconstitution after allogeneic stem cell transplantation : the impact of stem cell source and graft-versus-host disease haematologica. 2005;90:86-93.

53.    Bleyzac N. The use of pharmacokinetic models in paediatric onco-haematology: effects on clinical outcome through the examples of busulfan and cyclosporine. Fundam Clin Pharmacol. 2008 Dec;22(6):605-8.

54.    Comans-Bitter WM, de Groot R, van den Beemd R, Neijens HJ, Hop WC, Groeneveld K, et al. Immunophenotyping of blood lymphocytes in childhood. Reference values for lymphocyte subpopulations. J Pediatr. 1997 Mar;130(3):388-93.

55.    Fine JP. Regression modeling of competing crude failure probabilities. Biostatistics. 2001 Mar;2(1):85-97.

56.    Gooley TA, Leisenring W, Crowley J, Storer BE. Estimation of failure probabilities in the presence of competing risks: new representations of old estimators. Stat Med. 1999 Mar 30;18(6):695-706.

57.    Klein AK, Patel DD, Gooding ME, Sempowski GD, Chen BJ, Liu C, et al. T-Cell recovery in adults and children following umbilical cord blood transplantation. Biol Blood Marrow Transplant. 2001;7(8):454-66.

58.    Kim HT. Cumulative incidence in competing risks data and competing risks regression analysis. Clin Cancer Res. 2007 Jan 15;13(2 Pt 1):559-65.

59.    Szyldo R. The EBMT Handbook, Haematopoietic Stem Cell Transplantation. Statistical evaluation of HSCT data. In : Apperley J, Carreras E, Gluckman E, Gratwohl A, Masszi T, eds. ed. Editore Fs, editor.; 2008.

60.    Komanduri KV, St John LS, de Lima M, McMannis J, Rosinski S, McNiece I, et al. Delayed immune reconstitution after cord blood transplantation is characterized by impaired thymopoiesis and late memory T-cell skewing. Blood. 2007 Dec 15;110(13):4543-51.

61.    Ha YJ, Mun YC, Seong CM, Lee JR. Characterization of phenotypically distinct B-cell subsets and receptor-stimulated mitogen-activated protein kinase activation in human cord blood B cells. J Leukoc Biol. 2008 Dec;84(6):1557-64.

62.    Mackall CL, Bare CV, Granger LA, Sharrow SO, Titus JA, Gress RE. Thymic-independent T cell regeneration occurs via antigen-driven expansion of peripheral T cells resulting in a repertoire that is limited in diversity and prone to skewing. J Immunol. 1996 Jun 15;156(12):4609-16.

63.    Eyrich M, Wollny G, Tzaribaschev N, Dietz K, Brugger D, Bader P, et al. Onset of thymic recovery and plateau of thymic output are differentially regulated after stem cell transplantation in children. Biol Blood Marrow Transplant. 2005 Mar;11(3):194-205.

64.      Hanley PJ, Cruz CR, Savoldo B, Leen AM, Stanojevic M, Khalil M, et al. Functionally active virus-specific T cells that target CMV, adenovirus, and EBV can be expanded from naive T-cell populations in cord blood and will target a range of viral epitopes. Blood. 2009 Aug 27;114(9):1958-67.
65.      Rocha V, Gluckman E. Clinical use of umbilical cord blood hematopoietic stem cells. Biol Blood Marrow Transplant. 2006 Jan;12(1 Suppl 1):34-41.
66.      Almyroudis NG, Fabian J, Hahn T, Segal BH, Wetzler M, McCarthy PL, Jr. Late infectious complications after cord blood stem cell transplantation. Eur J Clin Microbiol Infect Dis. 2009 Nov;28(11):1405-8.
67.      Koenig M, Huenecke S, Salzmann-Manrique E, Esser R, Quaritsch R, Steinhilber D, et al. Multivariate analyses of immune reconstitution in children after allo-SCT: risk-estimation based on age-matched leukocyte sub-populations. Bone Marrow Transplant. 2009 Aug 24.
68.      Klein JP, Rizzo JD, Zhang MJ, Keiding N. Statistical methods for the analysis and presentation of the results of bone marrow transplants. Part 2: Regression modeling. Bone Marrow Transplant. 2001 Dec;28(11):1001-11.

# GRADES DE LA GVH AIGUE
Selon Glucksberg

|  | PEAU | INTESTIN | FOIE (bilirubine µmol/L) |
|---|---|---|---|
| + | < 25% surface cutanée | Diarrhée >500ml/j Ou 10-15ml/kg/j | 34-50 |
| ++ | 25-50% SC | > 1000ml/j Ou 16-20 ml/kg/j | 51-102 |
| +++ | >50% SC | > 1500 ml/j Ou 21-25 ml/kg/j | 103-255 |
| ++++ | Érythrodermie généralisée Lyell | > 1500 ml/j et douleurs, sang dans les selles, iléus Ou > 26ml/kg/j | >255 |

| GRADE | PEAU | INTESTIN | FOIE | Etat général |
|---|---|---|---|---|
| I | 1-2 | 0 | 0 | Normal |
| II | 1-3 | 1 | 1 | moyen |
| III | 2-3 | 2-3 | 2-3 | Très altéré |
| IV | 2-4 | 2-4 | 2-4 | Impotence complète |

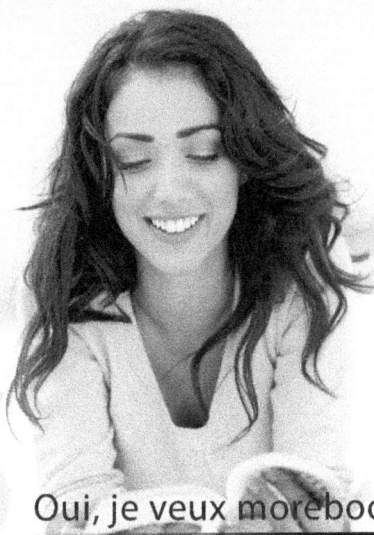